AF246526

ÉTUDE

D'UN

CAS DE CATALEPSIE

PAR M. G. S. EMPIS,

MÉDECIN DE L'HOSPICE DES INCURABLES,
PROFESSEUR AGRÉGÉ A LA FACULTÉ DE MÉDECINE,
CHEVALIER DE LA LÉGION D'HONNEUR, ETC.

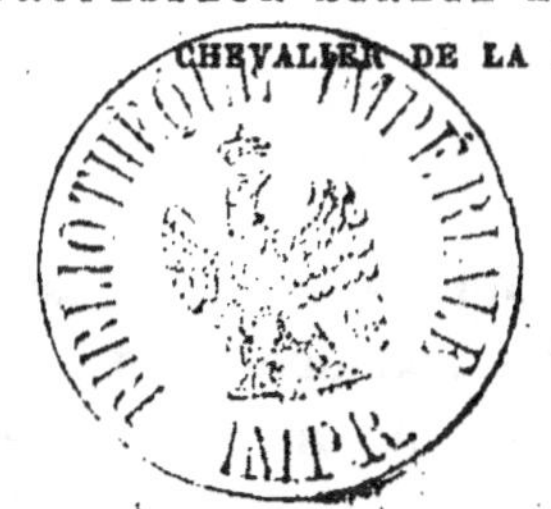

PARIS

TYPOGRAPHIE DE HENRI PLON
IMPRIMEUR DE L'EMPEREUR
RUE GARANCIÈRE, 8.

1861

ÉTUDE

D'UN

CAS DE CATALEPSIE.

Parmi les maladies qui étonnent et qui excitent la curiosité et l'intérêt, la catalepsie est incontestablement une de celles que l'on est à même d'étudier le moins souvent ; aussi quand le hasard en offre un exemple à l'observation, est-il du devoir de celui qui le constate d'en donner la relation à ses confrères.

Le 26 novembre 1864, je fus mandé en toute hâte au réfectoire pour une personne qui, disait-on, venait d'être frappée de mort subite. Il s'agissait d'une femme âgée de quarante-six ans, qui, étant en train de déjeuner, resta tout à coup immobile sur sa chaise, sans donner aucun signe de vie.

Je la trouvai assise, le dos appuyé sur sa chaise, la tête droite, les yeux fermés, la physionomie très-calme, le teint pâle, les bras pendants. Je saisis l'un d'eux pour explorer le pouls, que je trouvai bon et régulier ; dès que j'abandonnai le membre supérieur à lui-même, au lieu de retomber dans la résolution, il resta en l'air, immobile, dans la situation où je l'avais placé. Je soulevai l'autre bras, qui resta aussi dans la position où je le mis. La malade ne paraissait ni voir, ni entendre, ni sentir ; il me parut évident que j'avais affaire à un cas de catalepsie vraie ou simulée.

Je fis transporter immédiatement la malade dans son dortoir, pour l'examiner tout à l'aise. Après avoir fait dégrafer son corset et m'être assuré qu'aucun de ses vêtements ne pouvait la gêner, je la fis asseoir sur une chaise; elle y resta immobile dans toutes les positions qu'il me plut de lui donner. Je lui plaçai les mains, les avant-bras et les bras dans des positions difficiles à garder; je lui fis étendre le doigt annulaire aux deux mains, en même temps que je lui plaçai les petits doigts dans la flexion: je la chatouillai, je la pinçai, je la piquai, je lui parlai dans l'oreille : elle ne me donna aucun signe de sensibilité ni d'intelligence. Pendant qu'elle était dans une position difficile, les bras, les avant-bras et les mains diversement situés et sans qu'elle pût prévoir ce que j'allais faire, je lui lançai violemment un verre d'eau froide à la figure; il n'y eut pas plus de mouvement dans sa physionomie et dans son corps que si j'avais agi sur un mannequin.

Il me parut dès lors évident que j'avais affaire à un accès de catalepsie véritable. Je fis étendre la malade sur son lit, la tête soulevée par deux oreillers, et je complétai mon examen.

Le pouls était régulier, d'une force médiocre, et donnait 80 pulsations par minute; la respiration s'accomplissait lentement et régulièrement; il y avait de 16 à 17 inspirations par minute.

La peau de la face et du reste du corps était très-pâle; les extrémités étaient froides à la main; je n'ai pas exploré la température du corps au moyen du thermomètre.

Pendant plus d'une heure que j'observai la malade, je ne pus surprendre un seul mouvement de déglutition. Il n'y eut pas de vomissement, malgré le repas qui venait d'être pris lorsque l'accès s'était manifesté; pendant sa durée, ni les selles ni les urines ne furent involontaires.

La sensibilité générale paraissait complétement abolie, aussi bien que celle des sens, du moins la malade n'en donnait aucune manifestation. J'ouvris les paupières, qui étaient primitivement fermées, et elles restèrent ouvertes, sans mouvements et sans clignements. Le globe de l'œil droit était porté en haut et fortement en dedans, tandis que le gauche était seulement porté en haut; il y avait donc strabisme interne du côté droit. Les deux pupilles étaient très-dilatées et complétement immobiles. J'abaissai complétement la paupière droite, et j'ouvris entièrement la gauche; la malade resta ainsi pendant plus de dix minutes sans cligner une seule fois et sans qu'aucun mouvement se manifestât dans les paupières ni dans les muscles de la face; j'observai seulement que l'œil gauche, qui au début était porté en haut, s'inclina peu à peu en bas, et resta dans cette position.

En résumé, il y avait donc chez cette malade apparence de la suppression du sentiment et de l'intelligence, avec conservation de la circulation et de la respiration, et de plus un état très-particulier de tous les muscles de la vie animale, en vertu duquel ils n'exécutaient aucun mouvement spontané, mais obéissaient à tous ceux qui leur étaient imprimés du dehors, de manière à rester immobiles dans le relâchement ou dans la contraction, selon l'exigence de la position donnée aux membres.

La circulation et la respiration s'accomplissant bien chez cette malade, je pensai que sa vie n'était pas en danger, et que l'intégrité de ces deux grandes fonctions devait faire différer toute thérapeutique active. Je confiai la malade aux soins d'une sœur, en la priant de m'envoyer chercher immédiatement s'il survenait quelque nouveau phénomène. Quelques heures plus tard, je revins; l'accès était complétement passé; il ne restait à la malade qu'un peu de mal de tête et un sentiment de fatigue générale. Je lui donnai rendez-vous pour le lendemain, afin de recueillir les détails de son histoire.

Admise récemment à l'hospice pour une *névrose incurable*, cette personne est âgée de quarante-six ans; sa taille est moyenne, elle est un peu maigre, a le teint pâle, l'intelligence développée et s'exprime avec facilité. Réglée à quinze ans, elle fut mariée à seize; elle eut trois enfants et devint veuve au bout de quatre années de mariage. Elle a cessé d'être réglée à quarante ans. Elle a toujours été un peu nerveuse, mais elle n'avait jamais eu d'attaques de nerfs, ni de perte de connaissance, ni de convulsions, lorsqu'il y a trois ans elle éprouva pour la première fois une attaque semblable à celle dont j'ai été témoin.

La première fois qu'elle fut prise de ce singulier mal, elle était dans sa chambre en train de travailler à l'aiguille avec une de ses voisines, lorsque tout à coup elle resta immobile sur sa chaise, dans l'impossibilité de parler ni de faire aucun mouvement, mais ayant sa connaissance, conservant le sentiment et entendant tout ce qui se disait autour d'elle. Au bout d'une heure environ, elle reprit l'usage de la parole et celui de ses mouvements : tout était fini.

Depuis trois ans, elle a éprouvé environ une douzaine de ces attaques, à des intervalles plus ou moins éloignés; il y avait plus de trois mois qu'elle n'en avait ressenti, lorsqu'elle en fut prise le 26 novembre dernier.

Avant l'attaque, elle n'éprouve jamais aucun symptôme qui en annonce l'arrivée; elle était en bon état de santé et terminait son repas, lorsqu'elle resta tout à coup immobile dans l'état où je la vis.

Elle m'assure que pendant ses attaques elle ne perd pas connaissance, qu'elle entend parfaitement tout ce qui se dit autour d'elle, qu'elle sent très-distinctement quand on la touche, et qu'elle souffre

quand on la pince ou qu'on la pique ; seulement elle ne voit pas , et
l lui est impossible de parler ni de faire aucun mouvement, malgré
la volonté qu'elle en a, et elle conserve la mémoire après l'accès.
Elle a, en effet, un souvenir complet de tout ce qui s'est passé pendant sa dernière attaque, et elle me le raconte de façon que je ne
puis mettre en doute sa mémoire.

J'ai vainement cherché quelles pouvaient être chez cette malade
les causes déterminantes de ces attaques ; elle n'en attribue l'appari-
tion soudaine à aucune circonstance spéciale, et, lors de son premier
accès, elle n'avait éprouvé ni chagrin, ni frayeur, ni émotion quel-
conque qui pût en être regardée comme la cause déterminante. Au
point de vue de l'hérédité, elle m'apprend un fait considérable :
elle me dit que sa mère aurait été atteinte assez fréquemment, pendant les dernières années de sa vie, d'une sorte de catalepsie partielle, occupant les muscles de la langue. Il paraît que tout à coup sa
mère était parfois atteinte d'une impossibilité de parler qui durait de
quelques minutes à un quart d'heure et disparaissait ensuite complétement.

Il y a dans l'histoire de cette malade plusieurs circonstances
qui méritent de fixer l'attention par ce qu'elles ont de particu-
lier au point de vue de la catalepsie ordinaire, je veux dire de
celle que dans les livres classiques on nous définit de la manière
suivante (1) :

« On donne le nom de catalepsie à une affection *intermittente*
» et le plus souvent apyrétique du cerveau, qui se compose d'at-
» taques ordinairement caractérisées par la suspension plus ou
» moins complète du *sentiment* et de l'*intelligence*, et par une
» *roideur comme tétanique* générale ou partielle du système
» musculaire ; les membres conservent souvent, tout le temps
» de l'attaque, la position qu'ils avaient au commencement, ou
» celle qu'on parvient à leur faire prendre pendant cet état
» *convulsif*. »

La qualification d'intermittente donnée à la maladie par
MM. Georget et Calmeil, et répétée par presque tous les méde-
cins qui ont écrit depuis sur cette affection, n'est peut-être pas

----

(1) *Dictionn. de méd.* en 30 vol. — *Compendium de méd.*, etc.

en rapport avec la durée prolongée et inégale de l'intervalle qui sépare les attaques dont notre malade a été atteinte ; il est incontestable d'ailleurs, d'après les observations que la science possède aujourd'hui, et dont une grande partie se trouve résumée dans l'intéressante monographie de M. le docteur Puel sur la catalepsie (1), qu'il n'est pas très-rare que des personnes atteintes de catalepsie n'en aient éprouvé qu'une seule attaque ; or peut-on dans ce cas qualifier d'intermittente une maladie qui, après avoir duré de quelques heures à quelques jours, disparaît pour ne plus reparaître? L'intermittence, évidemment, n'est pas un caractère essentiel de la maladie, et ne devrait plus figurer dans les définitions. Ce n'est là, du reste, qu'un petit détail qui ne doit pas nous arrêter au delà du temps nécessaire pour le mentionner.

Un point beaucoup plus important est de déterminer si, relativement à l'état de la sensibilité et de l'intelligence, notre malade est dans la règle ou dans l'exception. D'après les définitions classiques, un des caractères de la catalepsie serait la suspension plus ou moins complète du sentiment et de l'intelligence.

Si la malade qui a été soumise à mon observation fût morte, il est certain que je serais resté persuadé que pendant sa catalepsie elle était absolument privée du sentiment et de l'intelligence ; car, quelles qu'aient été les manœuvres auxquelles je me suis livré pendant son attaque, dans le but d'éveiller la sensibilité générale et la sensibilité sensoriale, je n'ai pu obtenir aucun indice de perception, aucune manifestation de sensation. Cependant cette suppression du sentiment et de l'intelligence n'était qu'apparente, car lorsque la malade fut complétement sortie de son attaque, et qu'elle put parler librement de sa maladie, elle me fit très-nettement comprendre que pendant qu'elle était dans ce singulier état, elle ne perdait ni le sentiment ni l'intelligence ; que bien au contraire elle entendait très-distinctement tout ce qui se disait autour d'elle ; qu'elle

---

(1) *Mémoires de l'Acad. imp. de méd.*, t. XX.

sentait vivement les pincements et les piqûres qu'on exerçait sur elle ; mais que, malgré sa volonté, il lui était impossible de faire aucun mouvement, ni de répondre aux questions qui lui étaient adressées.

Chez cette malade, on voit donc que si l'on ne détermine aucun mouvement, ni volontaire ni réflexe, ni aucune manifestation de sensation, lorsque l'on vient à la chatouiller, à la pincer ou à la piquer pendant son attaque, cela ne provient pas de l'abolition de la sensation ni de celle de l'entendement, mais seulement de l'impossibilité où elle est d'exécuter aucun mouvement volontaire.

Les sensations spéciales ne sont pas non plus suspendues, et cette femme entendait parfaitement tout ce que l'on disait. Quant à l'abolition de la vision, je reviendrai tout à l'heure sur la valeur et sur la raison physiologique de ce symptôme, après avoir étudié l'état du système musculaire. La conservation de l'intelligence est un fait bien considérable. Ainsi cette malade non-seulement sent et entend, mais elle se souvient, elle réfléchit, elle pense et elle veut ! Ce qui lui manque, c'est la faculté d'expression. Elle reste passive au milieu de ses organes, qui lui transmettent les impressions du monde extérieur sans qu'il lui soit possible d'y répondre, et cependant le *moi* est éveillé, il a conscience de son existence et de sa liberté de vouloir ou de ne pas vouloir ; mais la volonté a perdu tout empire sur les organes de relation, du moins sur ceux du mouvement volontaire, les seuls par lesquels les déterminations du *moi* puissent se manifester.

Ce fait de la persistance du sentiment et de l'intelligence chez notre malade, doit-il faire de sa maladie une variété plus ou moins rare de la catalepsie ? doit-il même en exclure totalement la nature cataleptique ? En d'autres termes, la suppression du sentiment et de l'intelligence est-elle essentielle à la catalepsie, comme semblent l'indiquer les définitions dans les livres classiques ? Mon expérience personnelle est insuffisante pour la solution de ces questions ; mais si on consulte les travaux les plus récents sur ce sujet, et notamment l'excellente monographie du docteur Puel, qui repose sur l'analyse de 150 observations recueillies dans les auteurs, on ne tardera pas à se convaincre que, si dans la majorité des cas l'abolition du sentiment et de l'intelligence a été notée, qu'elle fût d'ailleurs réelle ou seulement apparente, il y a aussi un nombre considérable d'observations très-détaillées, par lesquelles on ne peut douter que pendant l'accès de catalepsie les malades ont conservé le sentiment et l'entendement.

« Plusieurs auteurs, écrit M. Puel (1), ont considéré l'insensibilité comme un caractère constant dans la catalepsie : c'est une erreur. Il est vrai que, en général, il y a une sorte d'anéantissement, du moins apparent, de la sensibilité ; mais dans certains cas il y a au contraire exaltation......

» En ce qui concerne l'intelligence, continue M. Puel, nous ne pouvons, quant à présent, constater rien de précis ; ce que nous savons de plus positif, c'est que dans certains cas il y a perte absolue de mémoire, et d'autres fois souvenir plus ou moins net de ce qui s'est passé pendant l'accès......

» Un grand nombre de malades, cités par différents auteurs, déclarent que pendant leurs accès ils auraient voulu agir, parler, remuer les membres, etc., mais qu'ils ne le pouvaient pas. Ici ce n'est pas la volonté qui fait défaut aux malades, ils s'en souviennent, ils le disent. C'est l'agent destiné à exécuter l'ordre qui n'obéit pas ; quant à la volonté, elle est intacte. »

De tout ce qui précède, nous croyons pouvoir conclure que la conservation du sentiment et de l'intelligence chez notre malade pendant son accès de catalepsie n'est ni un fait nouveau ni un fait très-exceptionnel, bien qu'il soit plus rare que le fait contraire, c'est-à-dire que l'abolition du sentiment et de l'intelligence, qui ne doit plus cependant être considérée aujourd'hui comme essentielle à la maladie.

Voyons actuellement le phénomène capital de la catalepsie ; je veux parler de l'état du système musculaire.

D'après la définition de MM. Georget et Calmeil, adoptée par la plupart des auteurs modernes, un des caractères de la

---

(1) *Loco citato*, p. 49.

catalepsie serait, comme nous l'avons dit, *la contraction tétanique générale ou partielle du système musculaire*. Ces termes de la définition ne me paraissent pas bons, non-seulement au point de vue de l'accès de catalepsie dont j'ai été témoin, mais encore à celui de la plupart des accès qui sont décrits dans les auteurs. En effet, examinons :

1° Quel est le système musculaire qui est affecté dans la catalepsie ; si le système musculaire de la vie organique et celui de la vie de relation sont simultanément atteints, ou si ce dernier est exclusivement frappé dans cette maladie ?

2° Si l'état pathologique du système musculaire peut être appelé une *contraction tétanique ?*

Relativement à la première question, il me paraît bien évident que chez la malade qui nous occupe le système musculaire de la vie animale a seul été affecté pendant l'accès, et que le système musculaire organique n'a participé en aucune manière au trouble pathologique ; car, s'il en eût été autrement, la circulation, la respiration et tous les actes de la vie végétative se fussent supprimés à l'instant même, et la mort réelle aurait promptement succédé à la mort apparente. Or, il n'en a pas été ainsi, et ce qui a eu lieu me paraît conforme à ce qui a été observé par la majorité des auteurs, qui mettent en avant la persistance de la circulation et de la respiration, et conséquemment l'intégrité du système musculaire végétatif, pour distinguer la catalepsie de la syncope, de l'asphyxie, etc... Les désordres de la vie végétative n'interviennent dans la catalepsie qu'à titre de complication, et ne doivent pas, à mon avis, être envisagés comme étant essentiels à la maladie.

En second lieu, peut-on appeler *contraction tétanique* l'état pathologique singulier dont est frappé le système musculaire de la vie de relation pendant l'attaque de catalepsie ?

Il est remarquable que presque tous les auteurs qui assignent aux muscles des cataleptiques une roideur tétanique signalent aussi, en y attachant une importance plus ou moins capitale, la facilité avec laquelle on peut donner aux membres toutes sortes de positions ; il y a évidemment là un non-sens ou une acception vicieuse du terme *tétanique;* car, si la roideur des muscles était réellement tétanique, ils n'obéiraient pas aux mouvements qui leur sont imprimés avec cette extrême facilité.

Chez les individus atteints de tétanos que j'ai été à même d'observer, la rigidité convulsive des muscles ne ressemblait en rien à l'état pathologique spécial dont était affecté le système musculaire de la malade des Incurables pendant son accès de catalepsie. En effet, cet état pathologique des muscles dans la catalepsie n'est pas, à proprement parler, un état convulsif, du moins dans l'acception moderne et classique du mot, car dans ce singulier état tous les muscles de la vie de relation sont également susceptibles d'être mis en contraction ou en relâche- ment, à un degré convenable, pour que la situation qu'il con- vient à une volonté extérieure de donner aux membres du malade puisse être maintenue plus ou moins longtemps, et sou- vent pendant toute la durée de l'accès.

Ce qu'il ne faut pas perdre de vue non plus, c'est que tous les changements d'attitude et de position s'exécutent sans plus de résistance que si la volonté du malade y présidait; je dirai plus : c'est que très-souvent il serait impossible aux muscles d'obéir à la volonté de celui à qui ils appartiennent, comme ils obéissent à une volonté extérieure ; car on peut imprimer aux muscles des membres, à ceux des différents doigts de la main , à ceux des paupières, à ceux des lèvres, des joues, etc., un degré de contraction ou de relâchement que le malade ne pour- rait obtenir lui-même volontairement en état de santé, à moins peut-être de s'y être préparé par un exercice de longue main.

Il paraît cependant, d'après plusieurs observations qui exis- tent dans la science, que les changements d'attitude n'ont pas toujours été aussi faciles chez tous les malades qu'ils l'ont été chez la mienne, et que quelquefois les membres prennent une véritable rigidité dans la situation qu'on leur donne ; mais quelle que soit la force ou la rigidité avec laquelle les membres conservent la situation où on les place, le caractère essentiel de l'état cataleptique des muscles, celui qui le distinguera tou- jours de l'état convulsif proprement dit, c'est la possibilité qu'il y a de donner aux membres toutes sortes d'attitudes dans lesquelles ils restent immobiles, sans que le malade puisse les modifier lui-même volontairement ou involontairement.

Arrêtons-nous actuellement sur un symptôme que nous n'avons encore fait que mentionner, en nous promettant d'y revenir ; je veux parler de l'altération de la vue : la malade, pendant son accès, ne voit pas les personnes et ne distingue pas les objets, même lorsque ses paupières sont ouvertes.

Ce symptôme peut tenir à deux causes tout à fait différentes : il peut dépendre soit d'une insensibilité momentanée de la rétine, soit d'un défaut d'accommodation de l'œil à la vision, ce qui me paraît être la raison capitale.

En effet, si l'on considère :

1° Que l'accommodation de l'œil à la vision s'effectue par action volontaire ou réflexe des muscles de l'œil ;

2° Que les muscles du globe oculaire et les muscles palpébraux subissent, comme tous muscles de la vie de relation, la singulière modification pathologique dont nous avons parlé ;

3° Qu'au moment où nous avons ouvert les paupières de la malade, l'œil droit était fortement porté en dedans, tandis que l'œil gauche était porté directement en haut, d'où résultaient un strabisme interne très-prononcé de l'œil droit, et conséquemment un défaut de parallélisme des axes visuels ;

4° Que les deux pupilles étaient dilatées et immobiles, ce qui peut dépendre tout autant de l'état pathologique du système musculaire que d'une paralysie momentanée de la rétine ;

5° Qu'enfin la sensibilité des organes des sens, dont les fonctions ne sont pas intimement liées à l'intégrité des muscles qui leur appartiennent, n'a pas été abolie, et que l'œil, qui fait exception sous ce rapport, est le seul dont les fonctions ont été suspendues, on peut admettre, je crois, que l'altération de la vision chez cette femme est symptomatique de l'état pathologique du système musculaire et non d'une insensibilité de la rétine.

J'ai revu, d'ailleurs, plusieurs fois la malade depuis son attaque, et elle explique clairement que, malgré l'empêchement qu'elle éprouve à voir les personnes et les objets, elle n'est pas complétement dans les ténèbres pendant son accès, et qu'elle distingue nettement la lumière de l'obscurité. De sorte qu'en définitive je crois qu'il y a chez cette femme, comme elle le dit, conservation de l'intelligence, persistance de la sensibilité générale et sensoriale, et que tous les phénomènes morbides appréciables se rapportent à ce singulier état des muscles de la vie animale, en vertu duquel la volonté perd momentanément tout empire sur eux.

On conçoit combien la substitution d'une volonté étrangère à celle qui préside normalement chez un individu à l'accomplissement de ses déterminations apparentes a dû paraître mystérieuse, et l'on comprend comment ceux qui ont assisté à des faits de cette nature ont presque toujours cherché à détruire par des explications physiologiques ou psychologiques, mais jusqu'ici insuffisantes, ce que ces faits avaient d'inintelligible.

Nous saurons résister à l'attrait des théories spéculatives, et nous ferons, en terminant, une dernière remarque sur un fait qui n'a pas encore eu sa place dans les théories et qui ne me paraît pas avoir suffisamment encore appelé l'attention ; c'est que, dans la catalepsie, non-seulement les mouvements volontaires sont abolis dans les muscles de la vie animale, mais que les mouvements réflexes le sont aussi.

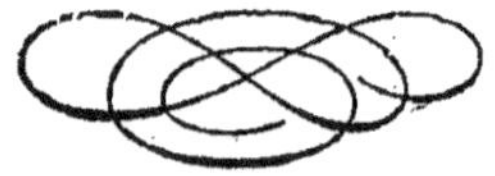

PUBLICATIONS DE L'AUTEUR.

Considérations sur les paralysies consécutives aux luxations. (*Thèse inaug.*, 1850.)

Mémoire sur une épidémie de diphthérite, observée à l'hôpital Necker. (*Arch. gén. de méd.*, 1850.)

Recherches sur l'encéphalopathie saturnine. (*Arch. gén. de méd.*, 1851.)

Mémoire sur une épidémie de varioles, observée à l'Hôtel-Dieu. (*Arch. gén. de méd.*, 1852.)

De la méthode à suivre dans l'examen des malades. (1853.)

De l'incubation des maladies. (*Thèse de concours*, 1857.)

Des diarrhées et des dyssenteries qui ont régné épidémiquement à Paris et dans plusieurs départements pendant les mois d'août et de septembre. (*Arch. gén. de méd.*, 1861.)